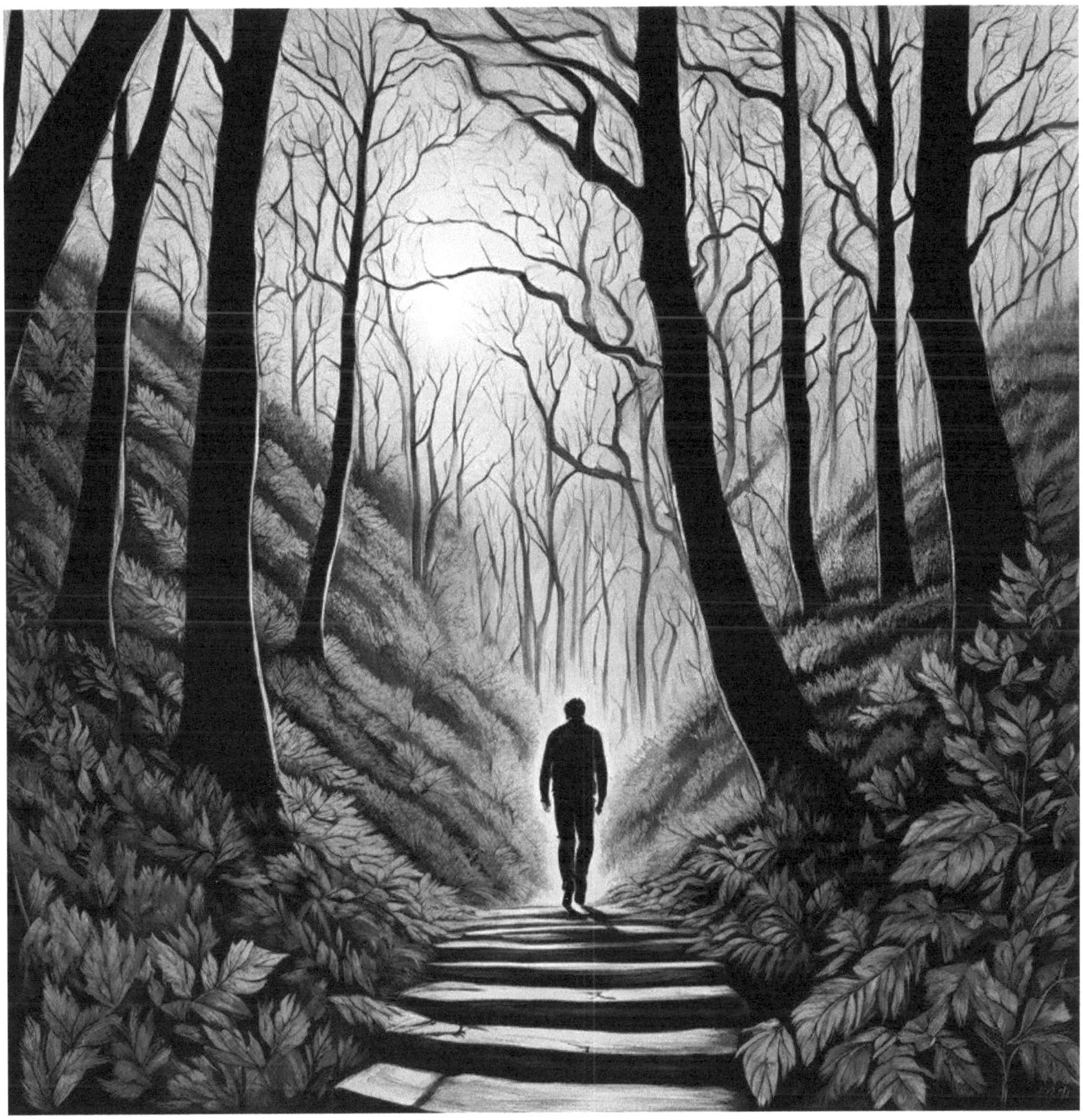

"Durch die Therapie: Ein praktisches Notizbuch für Eltern

WENN DU WILLST TRAGE
HIER DEINEN NAMEN UND
ANDERE DATEN EIN

"Willkommen in Deinem Notizbuch – Deinem Begleiter für eine herausfordernde Zeit als Elternteil eines krebskranken Kindes. Diese Phase bringt viele Fragen und Unsicherheiten mit sich, besonders zu Beginn der Behandlung, wenn die Informationen oft überwältigend wirken.

Dieses Notizbuch bietet Dir die Möglichkeit, Deine Gedanken und Fragen zu ordnen. Es gibt genug Platz für Notizen, um wichtige Informationen festzuhalten und Deine eigenen Überlegungen zu dokumentieren. Nutze es, um auch in stressigen Momenten den Überblick zu behalten und Deine Bedürfnisse im Blick zu haben.

Denk daran: Wissen schafft Sicherheit. Indem Du aktiv Informationen sammelst und Deine Fragen aufschreibst, kannst Du noch besser für Dein Kind da sein und die Herausforderungen dieser Zeit meistern. Du bist nicht allein – dieses Notizbuch ist hier, um Dich auf Deinem Weg zu unterstützen."

GOLDENE REGEL

Deine ersten Ansprechpartner sind die Mitarbeiter der Station, gewöhne Dir an, direkt zu Fragen, auch wenn Du glaubst die Frage schon 1000x gestellt zu haben!

Lass Dich nicht auf "dubiose" Tipps von außenstehenden ein, Deine ersten Ansprechpartner sollten immer zunächst die Fachleute der Station sein!

Impressum

Titel: Durch die Therapie - ein praktisches Notizbuch für Eltern

Autor: Carsten Heil

Illustrator: Carsten Heil

Erscheinungsjahr: 2025

Verlag: BoD · Books on Demand GmbH, In de Tarpen 42, 22848 Norderstedt, bod@bod.de

Druck: Libri Plureos GmbH, Friedensallee 273, 22763 Hamburg

ISBN: 978-3-7693-2563-8

Diagnose

HINTERFRAGE DAS INTERNET

MEIDE ESOTHERIK

GEZIELTE INTERNETSUCHE

ERSTER ANSPRECHPARTNER:

IMMER DIE BEHANDELNDEN ÄRZTE UND PFLEGEKRÄFTE DER STATION

REGEL BEI DER INFORMATIONSSAMMLUNG:

> WER HAT ES GESAGT
> WELCHE STUDIEN GIBT ES
> WO HAST DU ES GELESEN

SAMMLE INFORMATIONEN ABER FILTERE SIE! SCHAU GENAU HIN UND HINTERFRAGE!

HINTERFAGE LAIENMEINUNGEN

SUCHE SELBSTHILFEGRUPPEN

Diagnose

SAMMLE HIER DEINE INFORMATIONEN UND FRAGEN

Diagnose

SAMMLE HIER DEINE INFORMATIONEN UND FRAGEN

Diagnose

SAMMLE HIER DEINE INFORMATIONEN UND FRAGEN

Diagnose

SAMMLE HIER DEINE
INFORMATIONEN UND
FRAGEN

Diagnose

SAMMLE HIER DEINE INFORMATIONEN UND FRAGEN

Diagnose

SAMMLE HIER DEINE
INFORMATIONEN UND
FRAGEN

Diagnose

SAMMLE HIER DEINE INFORMATIONEN UND FRAGEN

Diagnose

SAMMLE HIER DEINE
INFORMATIONEN UND
FRAGEN

Diagnose

SAMMLE HIER DEINE INFORMATIONEN UND FRAGEN

Diagnose

SAMMLE HIER DEINE INFORMATIONEN UND FRAGEN

Ansprechpartner

SOZIALDIENST

PFLEGEKRÄFTE

STATIONSHILFEN

FÖRDERVEREINE

ELTERNHAUS

ÄRZTE

NOTIERE DIR DIE WICHTIGSTEN ANSPRECHPARTNER MIT TELEFONNUMMER

BEHANDELNDE ÄRZTE

TRAGE HIER DIE
BEHANDELNDEN ÄRZTE EIN
UNTERSCHEIDE HIER ZW.
STATIONS- UND CHEFARZT

BEHANDELNDE ÄRZTE

TRAGE HIER DIE
BEHANDELNDEN ÄRZTE EIN
UNTERSCHEIDE HIER ZW.
STATIONS- UND CHEFARZT

KONTAKTDATEN STATION

VERGISS DIE
TELEFONNUMMERN
NICHT

TRAGE HIER DEN NAMEN
DER STATION SOWIE DIE
NAMEN DER BEHANDELNDEN
PFLEGEKRÄFTE EIN

Ansprechpartner

KONTAKTDATEN STATION

VERGISS DIE TELEFONNUMMERN NICHT

TRAGE HIER DEN NAMEN DER STATION SOWIE DIE NAMEN DER BEHANDELNDEN PFLEGEKRÄFTE EIN

Ansprechpartner

SOZIALDIENSTE & ELTERNINITIATIVE

VERGISS DIE TELEFONNUMMERN NICHT

TRAGE HIER DEN NAMEN DES SOZIALDIENSTES SOWIE DER ELTERNINITIATIVE EIN

Ansprechpartner

SOZIALDIENSTE & ELTERNINITIATIVE

VERGISS DIE TELEFONNUMMERN NICHT

TRAGE HIER DEN NAMEN DES SOZIALDIENSTES SOWIE DER ELTERNINITIATIVE EIN

Ansprechpartner

WEITERE ANSPRECHPARTNER

ERGISS DIE
EFONNUMMERN
NICHT

NEBEN DEN ÜBLICHEN
DIENSTEN KANNST DU HIER
NOCH KONTAKTDATEN VON
WICHTIGEN DIENSTEN
EINTRGAEN.

Vitalzeichen

BLUTDRUCK

GEWICHT

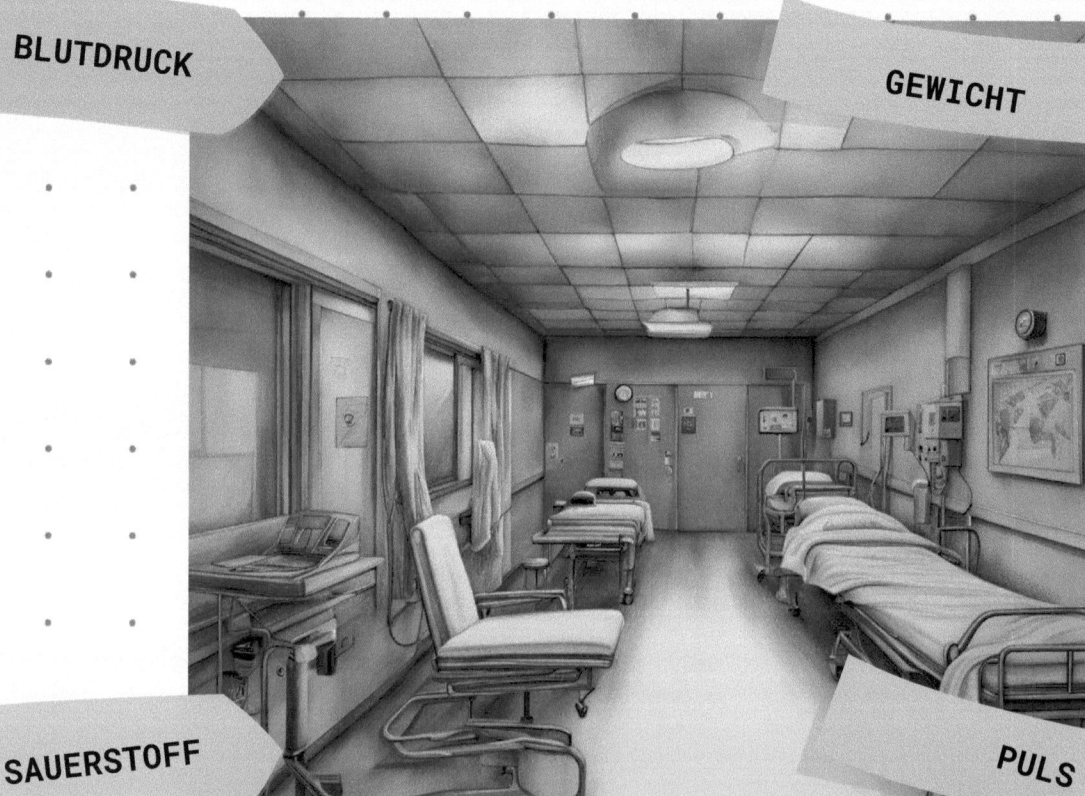

SAUERSTOFF

PULS

VERSCHAFFE DIR EINEN ÜBERBLICK ÜBER PULS, BLUTDRUCK, GEWICHT UND SAUERSTOFF

Vitalzeichen

NORMWERTE

Die Normwerte für **Blutdruck** bei Kindern variieren je nach Alter, Geschlecht und Körpergröße.

- **Säuglinge** (0-1 Jahr): systolischer Blutdruck 60-90 mmHg, diastolischer Blutdruck 30-65 mmHg

- **Kleinkinder** (1-3 Jahre): systolischer Blutdruck 80-110 mmHg, diastolischer Blutdruck 50-70 mmHg

- **Vorschulkinder** (4-5 Jahre): systolischer Blutdruck 85-110 mmHg, diastolischer Blutdruck 50-80 mmHg

- **Schulkinder** (6-13 Jahre): systolischer Blutdruck 90-120 mmHg, diastolischer Blutdruck 50-80 mmHg

- **Teenager** (14-18 Jahre): systolischer Blutdruck 110-131 mmHg, diastolischer Blutdruck 64-83 mmHg

Die Normwerte für den **Puls** bei Kindern variieren je nach Alter.

- **Säuglinge** (0-1 Jahr): 100-160 Schläge pro Minute

- **Kleinkinder** (1-3 Jahre): 90-150 Schläge pro Minute

- **Vorschulkinder** (4-5 Jahre): 80-140 Schläge pro Minute

- **Schulkinder** (6-13 Jahre): 75-118 Schläge pro Minute

- **Teenager** (14-18 Jahre): 60-100 Schläge pro Minute

PULS UND BLUTDRUCK KÖNNEN UNTER VERSCHIEDENEN BEDINGUNGEN VARIIEREN EINSCHLIESSLICH KÖRPERLICHER AKTIVITÄT, EMOTIONALEM ZUSTAND UND FIEBER

NORMWERTE

Die Normwerte für den **Sauerstoffgehalt** im Blut, gemessen als Sauerstoffsättigung (SpO2), liegen bei gesunden Kindern in der Regel zwischen 95 % und 100 %.

- **Säuglinge und Kleinkinder** (0-3 Jahre): 95 % bis 100 %

- **Ältere Kinder und Jugendliche** (4-18 Jahre): 95 % bis 100 %

WERTE UNTER 90 % WERDEN ALS NIEDRIG ANGESEHEN

SAUERSTOFFSÄTTIGUNG KANN DURCH VERSCHIEDENE FAKTOREN BEEINFLUSST WERDEN, DARUNTER ATEMWEGSERKRANKUNGEN, HERZPROBLEME ODER HÖHENLAGEN.

Vitalzeichen

BLRUTDRUCK

TRAGE STETS DATUM UND UHRZEIT MIT EIN

HIER SOLLTEST DU DIE TGL. BLUTDRUCKDATEN EINTRAGEN.

Vitalzeichen

BLRUTDRUCK

TRAGE STETS
DATUM UND
UHRZEIT MIT
EIN

HIER SOLLTEST DU DIE
TGL. BLUTDRUCKDATEN
EINTRAGEN.

Vitalzeichen

BLRUTDRUCK

TRAGE STETS DATUM UND UHRZEIT MIT EIN

HIER SOLLTEST DU DIE TGL. BLUTDRUCKDATEN EINTRAGEN.

Vitalzeichen

BLRUTDRUCK

TRAGE STETS
DATUM UND
UHRZEIT MIT
EIN

HIER SOLLTEST DU DIE
TGL. BLUTDRUCKDATEN
EINTRAGEN.

Vitalzeichen

BLRUTDRUCK

TRAGE STETS
DATUM UND
UHRZEIT MIT
EIN

HIER SOLLTEST DU DIE
TGL. BLUTDRUCKDATEN
EINTRAGEN.

Vitalzeichen

BLRUTDRUCK

TRAGE STETS
DATUM UND
UHRZEIT MIT
EIN

HIER SOLLTEST DU DIE
TGL. BLUTDRUCKDATEN
EINTRAGEN.

Vitalzeichen

BLRUTDRUCK

TRAGE STETS
DATUM UND
UHRZEIT MIT
EIN

HIER SOLLTEST DU DIE
TGL. BLUTDRUCKDATEN
EINTRAGEN.

Vitalzeichen

BLRUTDRUCK

TRAGE STETS DATUM UND UHRZEIT MIT EIN

HIER SOLLTEST DU DIE TGL. BLUTDRUCKDATEN EINTRAGEN.

Vitalzeichen

BLRUTDRUCK

TRAGE STETS
DATUM UND
UHRZEIT MIT
EIN

HIER SOLLTEST DU DIE
TGL. BLUTDRUCKDATEN
EINTRAGEN.

Vitalzeichen

PULS

TRAGE STETS
DATUM UND
UHRZEIT MIT
EIN

HIER SOLLTEST DU DIE
TGL. PULSDATEN
EINTRAGEN.

Vitalzeichen

PULS

TRAGE STETS DATUM UND UHRZEIT MIT EIN

HIER SOLLTEST DU DIE TGL. PULSDATEN EINTRAGEN.

Vitalzeichen

PULS

TRAGE STETS
DATUM UND
UHRZEIT MIT
EIN

HIER SOLLTEST DU DIE
TGL. PULSDATEN
EINTRAGEN.

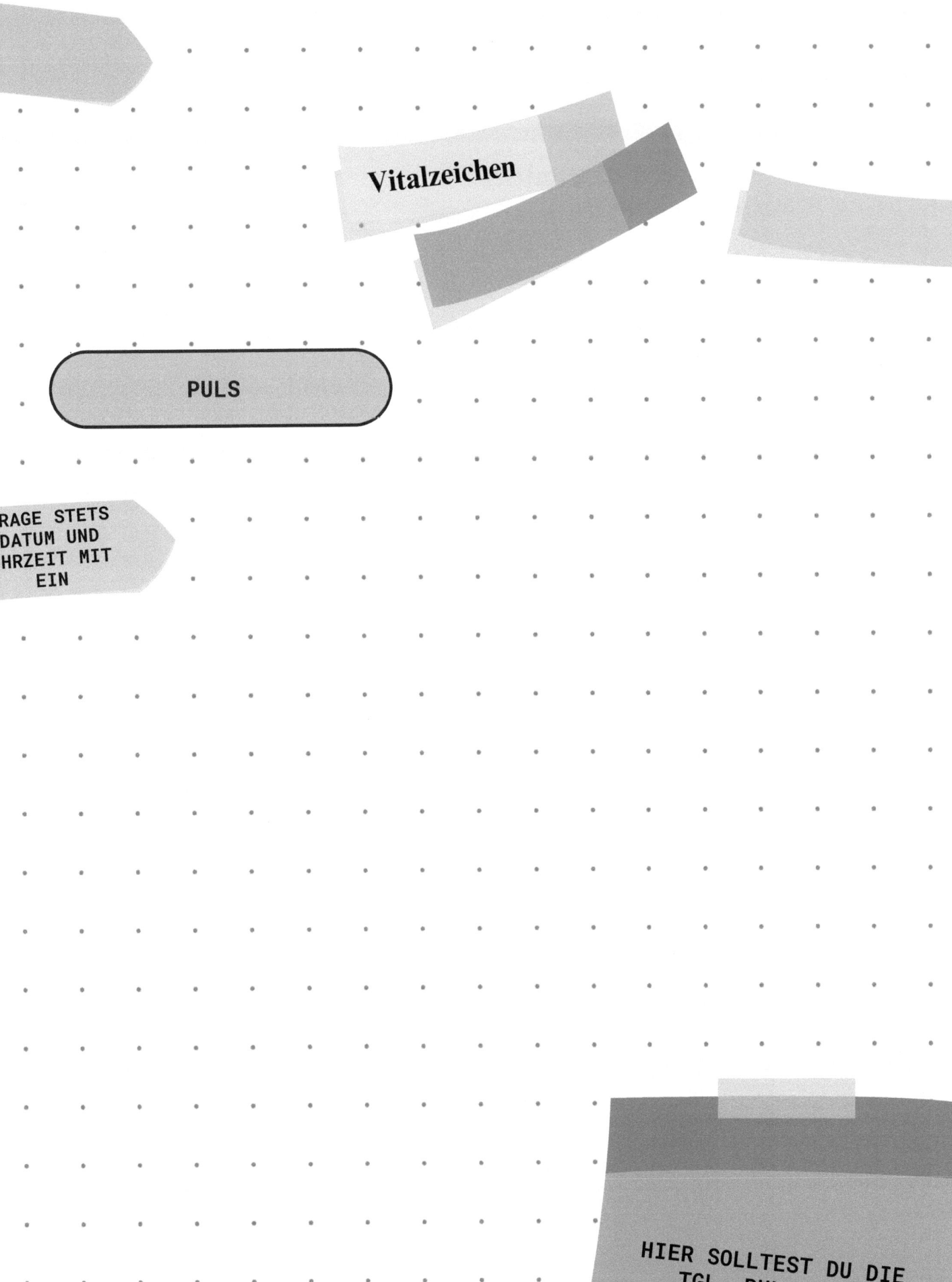

Vitalzeichen

PULS

TRAGE STETS DATUM UND UHRZEIT MIT EIN

HIER SOLLTEST DU DIE TGL. PULSDATEN EINTRAGEN.

Vitalzeichen

GEWICHT

TRAGE STETS
DATUM UND
UHRZEIT MIT
EIN

HIER SOLLTEST DU DIE
TGL. GEWICHTSDATEN
EINTRAGEN.

Vitalzeichen

GEWICHT

TRAGE STETS DATUM UND UHRZEIT MIT EIN

HIER SOLLTEST DU DIE TGL. GEWICHTSDATEN EINTRAGEN.

Vitalzeichen

GEWICHT

TRAGE STETS
DATUM UND
UHRZEIT MIT
EIN

HIER SOLLTEST DU DIE
TGL. GEWICHTSDATEN
EINTRAGEN.

Vitalzeichen

GEWICHT

TRAGE STETS
DATUM UND
UHRZEIT MIT
EIN

HIER SOLLTEST DU DIE
TGL. GEWICHTSDATEN
EINTRAGEN.

Vitalzeichen

GEWICHT

TRAGE STETS
DATUM UND
UHRZEIT MIT
EIN

HIER SOLLTEST DU DIE
TGL. GEWICHTSDATEN
EINTRAGEN.

Vitalzeichen

GEWICHT

TRAGE STETS
DATUM UND
UHRZEIT MIT
EIN

HIER SOLLTEST DU DIE
TGL. GEWICHTSDATEN
EINTRAGEN.

Vitalzeichen

GEWICHT

TRAGE STETS
DATUM UND
UHRZEIT MIT
EIN

HIER SOLLTEST DU DIE
TGL. GEWICHTSDATEN
EINTRAGEN.

Vitalzeichen

GEWICHT

TRAGE STETS DATUM UND UHRZEIT MIT EIN

HIER SOLLTEST DU DIE TGL. GEWICHTSDATEN EINTRAGEN.

Vitalzeichen

GEWICHT

TRAGE STETS
DATUM UND
UHRZEIT MIT
EIN

HIER SOLLTEST DU DIE
TGL. GEWICHTSDATEN
EINTRAGEN.

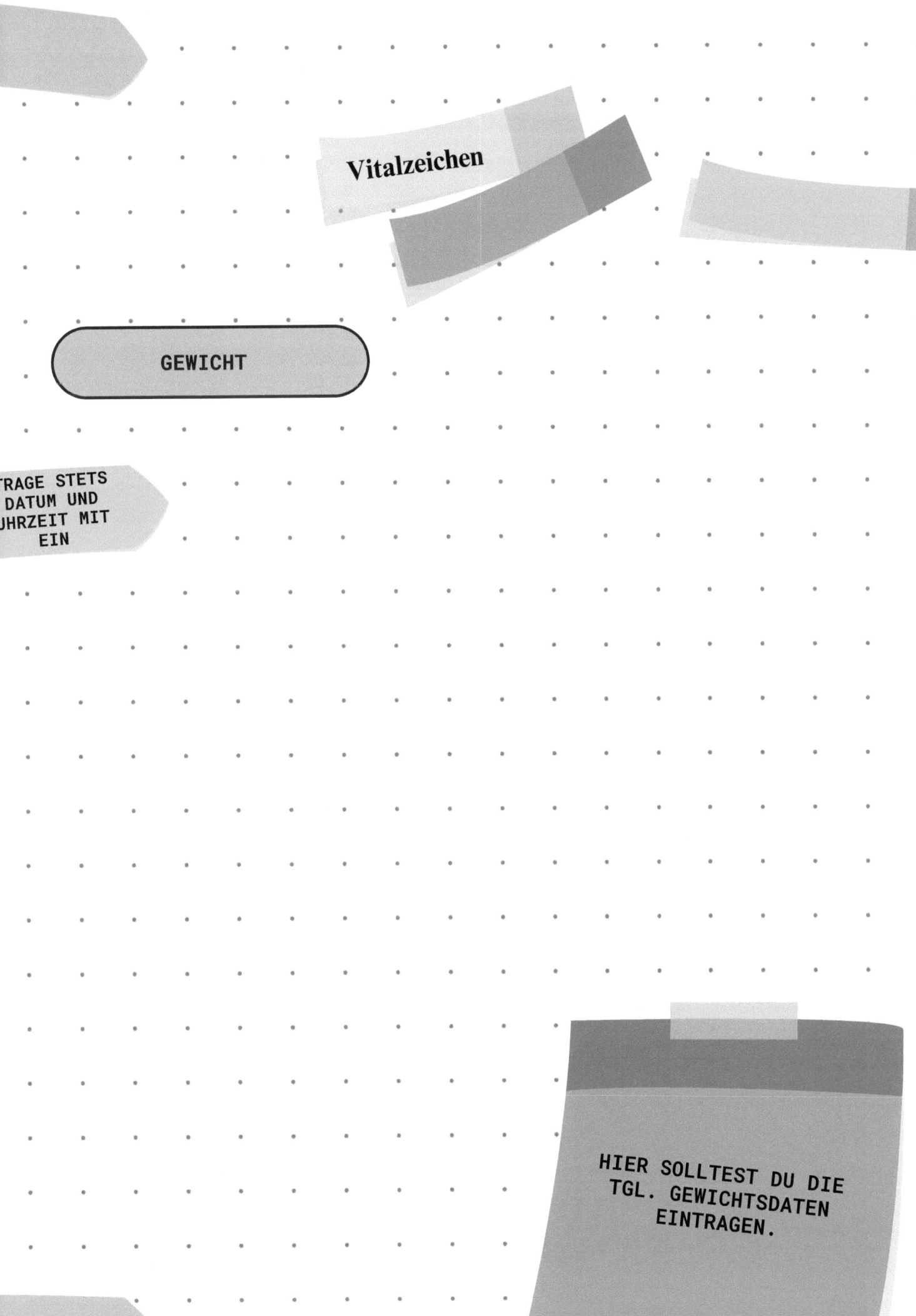

Vitalzeichen

GEWICHT

TRAGE STETS DATUM UND UHRZEIT MIT EIN

HIER SOLLTEST DU DIE TGL. GEWICHTSDATEN EINTRAGEN.

Vitalzeichen

GEWICHT

TRAGE STETS DATUM UND UHRZEIT MIT EIN

HIER SOLLTEST DU DIE TGL. GEWICHTSDATEN EINTRAGEN.

Vitalzeichen

GEWICHT

TRAGE STETS
DATUM UND
UHRZEIT MIT
EIN

HIER SOLLTEST DU DIE
TGL. GEWICHTSDATEN
EINTRAGEN.

Vitalzeichen

GEWICHT

TRAGE STETS
DATUM UND
UHRZEIT MIT
EIN

HIER SOLLTEST DU DIE
TGL. GEWICHTSDATEN
EINTRAGEN.

Vitalzeichen

GEWICHT

TRAGE STETS
DATUM UND
UHRZEIT MIT
EIN

HIER SOLLTEST DU DIE
TGL. GEWICHTSDATEN
EINTRAGEN.

Vitalzeichen

SAUERSTOFFGEHALT

TRAGE STETS
DATUM UND
UHRZEIT MIT
EIN

HIER SOLLTEST DU, WENN
NOTWENDIG, DIE
SAUERSTOFFDATEN
EINTRAGEN.

Vitalzeichen

SAUERSTOFFGEHALT

TRAGE STETS
DATUM UND
UHRZEIT MIT
EIN

HIER SOLLTEST DU,WENN
NOTWENDIG,DIE
SAUERSTOFFDATEN
EINTRAGEN.

Vitalzeichen

SAUERSTOFFGEHALT

TRAGE STETS
DATUM UND
UHRZEIT MIT
EIN

HIER SOLLTEST DU, WENN
NOTWENDIG, DIE
SAUERSTOFFDATEN
EINTRAGEN.

Vitalzeichen

SAUERSTOFFGEHALT

RAGE STETS
DATUM UND
UHRZEIT MIT
EIN

HIER SOLLTEST DU, WENN
NOTWENDIG, DIE
SAUERSTOFFDATEN
EINTRAGEN.

Vitalzeichen

SAUERSTOFFGEHALT

TRAGE STETS
DATUM UND
UHRZEIT MIT
EIN

HIER SOLLTEST DU, WENN
NOTWENDIG, DIE
SAUERSTOFFDATEN
EINTRAGEN.

Vitalzeichen

SAUERSTOFFGEHALT

TRAGE STETS DATUM UND UHRZEIT MIT EIN

HIER SOLLTEST DU, WENN NOTWENDIG, DIE SAUERSTOFFDATEN EINTRAGEN.

Vitalzeichen

SAUERSTOFFGEHALT

TRAGE STETS DATUM UND UHRZEIT MIT EIN

HIER SOLLTEST DU, WENN NOTWENDIG, DIE SAUERSTOFFDATEN EINTRAGEN.

Laborwerte

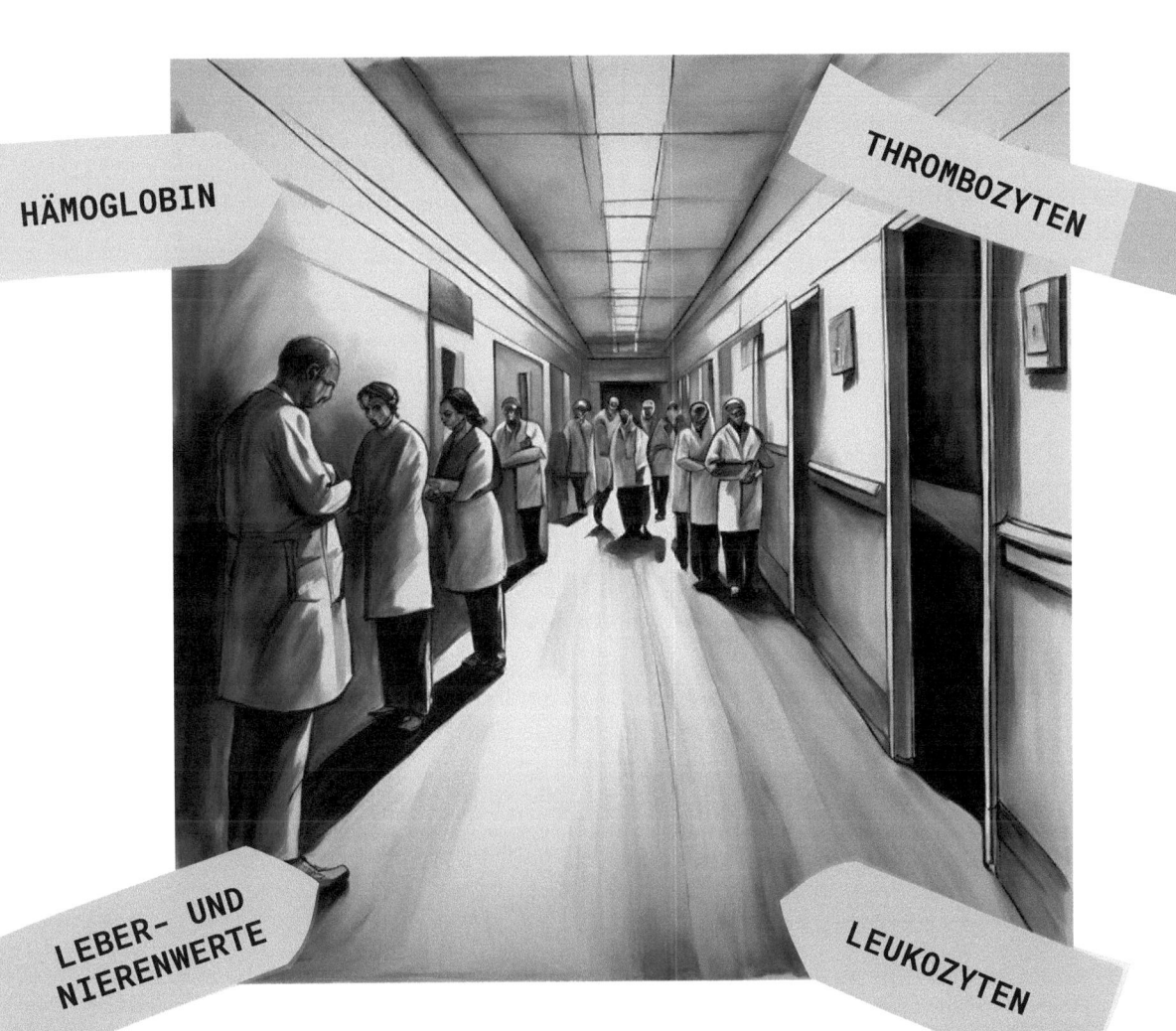

HÄMOGLOBIN

THROMBOZYTEN

LEBER- UND NIERENWERTE

LEUKOZYTEN

Laborwerte

ÜBERBLICK

Hämoglobin (Hb)

Hämoglobin ist der Bestandteil der roten Blutkörperchen, der Sauerstoff transportiert. Ein niedriger Hämoglobinwert kann auf Anämie hinweisen, was bedeutet, dass das Kind möglicherweise müde und schwach ist. Bei Anämie kann eine Bluttransfusion notwendig sein.

Normwerte (ca.)

Neugeborene: 14 bis 24 g/dl
Säuglinge (1 Monat bis 1 Jahr): 10 bis 14 g/dl
Kleinkinder (1 bis 5 Jahre): 11 bis 14 g/dl
Kinder (6 bis 12 Jahre): 11,5 bis 15,5 g/dl

Jugendliche (13 bis 18 Jahre):
Jungen: 13 bis 16 g/dl
Mädchen: 12 bis 15 g/dl

Thrombozyten (Blutplättchen)

Thrombozyten sind wichtig für die Blutgerinnung. Ein niedriger Thrombozytenwert kann das Risiko von Blutungen erhöhen, wie zum Beispiel blaue Flecken oder Nasenbluten. In solchen Fällen kann eine Thrombozytentransfusion erforderlich sein.

Normwerte (ca.)

- Neugeborene: 150.000 bis 450.000/µl
- Säuglinge (1 Monat bis 1 Jahr): 150.000 bis 400.000/µl
- -Kleinkinder (1 bis 5 Jahre): 150.000 bis 400.000/µl
- Kinder (6 bis 12 Jahre): 150.000 bis 400.000/µl
- Jugendliche (13 bis 18 Jahre): 150.000 bis 400.000/µl

NUTZE DIE INFORMATIONEN UM DIR EINEN ÜBERBLICK ZU VERSCHAFFEN.

Laborwerte

Chemiewerte (Leber- und Nierenwerte)

Blutuntersuchungen messen auch die Funktion der Leber und Nieren. Zu den wichtigen Werten gehören:

- **Leberwerte** (z. B. ALT, AST): Diese zeigen, wie gut die Leber arbeitet und ob sie durch die Chemotherapie belastet wird.

- **Nierenwerte** (z. B. Kreatinin): Diese helfen festzustellen, ob die Nieren gut funktionieren, da einige Chemotherapeutika die Nieren belasten können.

Leukozyten (weiße Blutkörperchen)

Leukozyten sind Teil des Immunsystems und helfen, Infektionen zu bekämpfen. Chemotherapie kann die Anzahl der weißen Blutkörperchen verringern, was das Kind anfälliger für Infektionen macht. Ein besonders wichtiger Wert ist die **neutrophile Granulozytenzahl**, die die Fähigkeit des Körpers zeigt, Infektionen abzuwehren.

Normwerte (ca.)

Neugeborene: 9.000 bis 30.000 Leukozyten/µl
Säuglinge (1 Monat bis 1 Jahr): 6.000 bis 17.000 Leukozyten/µl
Kleinkinder (1 bis 5 Jahre): 5.000 bis 15.000 Leukozyten/µl
Kinder (6 bis 12 Jahre): 4.500 bis 13.500 Leukozyten/µl
Jugendliche (13 bis 18 Jahre): 4.000 bis 11.000 Leukozyten/µl

Weißes Blutbild (Differentialblutbild)

Ein umfassendes Bild der verschiedenen Arten von weißen Blutkörperchen, das die Gesamtzahl und die Verteilung von Lymphozyten, Neutrophilen, Basophilen und Eosinophilen zeigt. Dies hilft den Ärzten, den Immunstatus des Kindes zu bewerten.

Laborwerte

DATUM NICHT
VERGESSEN

FRAGEN NICHT
VERGESSEN!

PLATZ FÜR LABORWERTE
UND FRAGEN DAZU

Laborwerte

ATUM NICHT
VERGESSEN

RAGEN NICHT
VERGESSEN!

PLATZ FÜR LABORWERTE
UND FRAGEN DAZU

Laborwerte

DATUM NICHT VERGESSEN

FRAGEN NICHT VERGESSEN!

PLATZ FÜR LABORWERTE UND FRAGEN DAZU

Laborwerte

ATUM NICHT
VERGESSEN

RAGEN NICHT
VERGESSEN!

PLATZ FÜR LABORWERTE
UND FRAGEN DAZU

Laborwerte

DATUM NICHT VERGESSEN

FRAGEN NICHT VERGESSEN!

PLATZ FÜR LABORWERTE UND FRAGEN DAZU

Laborwerte

DATUM NICHT VERGESSEN

RAGEN NICHT VERGESSEN!

PLATZ FÜR LABORWERTE UND FRAGEN DAZU

Laborwerte

DATUM NICHT VERGESSEN

FRAGEN NICHT VERGESSEN!

PLATZ FÜR LABORWERTE UND FRAGEN DAZU

Laborwerte

DATUM NICHT
VERGESSEN

RAGEN NICHT
VERGESSEN!

PLATZ FÜR LABORWERTE
UND FRAGEN DAZU

Laborwerte

DATUM NICHT
VERGESSEN

FRAGEN NICHT
VERGESSEN!

PLATZ FÜR LABORWERTE
UND FRAGEN DAZU

Laborwerte

ATUM NICHT
VERGESSEN

RAGEN NICHT
VERGESSEN!

PLATZ FÜR LABORWERTE
UND FRAGEN DAZU

Laborwerte

DATUM NICHT VERGESSEN

FRAGEN NICHT VERGESSEN!

PLATZ FÜR LABORWERTE UND FRAGEN DAZU

Laborwerte

ATUM NICHT
VERGESSEN

RAGEN NICHT
VERGESSEN!

PLATZ FÜR LABORWERTE
UND FRAGEN DAZU

Laborwerte

DATUM NICHT VERGESSEN

FRAGEN NICHT VERGESSEN!

PLATZ FÜR LABORWERTE UND FRAGEN DAZU

IMUNTHERAPIE

CHEMOTHERAPIE

STRAHLENTHERAPIE

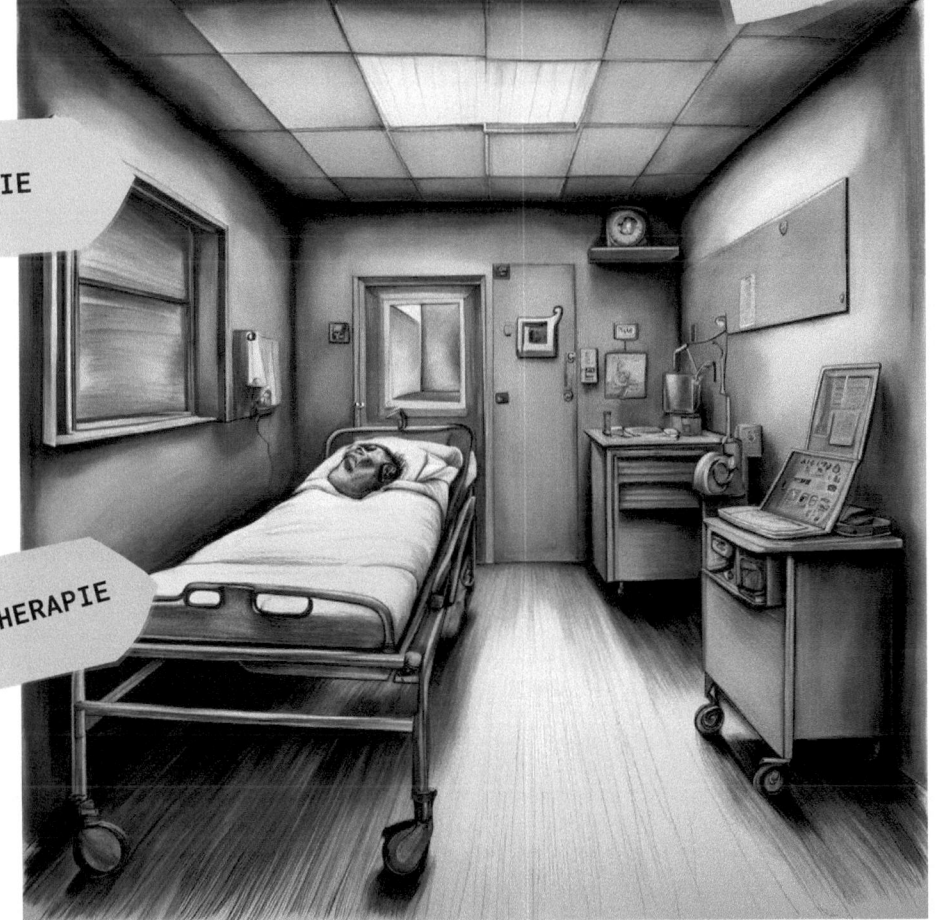

KURZER ÜBERBLICK ZU
EINIGEN THERAPIEFORMEN

CHEMOTHERAPIE

Chemotherapie

Chemotherapie:
Verwendet Medikamente, die Krebszellen abtöten oder deren Teilung verhindern. Diese Medikamente wirken auf Zellen, die sich schnell teilen, was typisch für Krebszellen ist.

Anwendung:
- Die Medikamente können intravenös (über eine Vene) oder oral (in Tablettenform) verabreicht werden.
- Die Behandlung erfolgt oft in Zyklen: Ein Zeitraum mit Medikamenten gefolgt von einer Ruhephase, um dem Körper Zeit zur Erholung zu geben.

Nebenwirkungen:
Häufige Nebenwirkungen sind Übelkeit, Haarausfall, Müdigkeit und ein geschwächtes Immunsystem, da auch gesunde Zellen betroffen sein können.

KURZINFO ZUR CHEMOTHERAPIE

Chemoptherapie

ATUM NICHT
VERGESSEN

RAGEN NICHT
VERGESSEN!

PLATZ FÜR DEINE
GEDANKEN UND FRAGEN ZUR
CHEMOTHERAPIE

Chemoptherapie

DATUM NICHT
VERGESSEN

FRAGEN NICHT
VERGESSEN!

PLATZ FÜR DEINE
GEDANKEN UND FRAGEN ZUR
CHEMOTHERAPIE

Chemoptherapie

ATUM NICHT
VERGESSEN

RAGEN NICHT
VERGESSEN!

PLATZ FÜR DEINE
GEDANKEN UND FRAGEN ZUR
CHEMOTHERAPIE

Chemoptherapie

DATUM NICHT VERGESSEN

FRAGEN NICHT VERGESSEN!

PLATZ FÜR DEINE GEDANKEN UND FRAGEN ZUR CHEMOTHERAPIE

Chemoptherapie

RAGEN NICHT
VERGESSEN!

PLATZ FÜR DEINE
GEDANKEN UND FRAGEN ZUR
CHEMOTHERAPIE

Chemoptherapie

DATUM NICHT
VERGESSEN

FRAGEN NICHT
VERGESSEN!

PLATZ FÜR DEINE
GEDANKEN UND FRAGEN ZUR
CHEMOTHERAPIE

Chemoptherapie

ATUM NICHT
VERGESSEN

RAGEN NICHT
VERGESSEN!

PLATZ FÜR DEINE
GEDANKEN UND FRAGEN ZUR
CHEMOTHERAPIE

Chemoptherapie

DATUM NICHT VERGESSEN

FRAGEN NICHT VERGESSEN!

PLATZ FÜR DEINE GEDANKEN UND FRAGEN ZUR CHEMOTHERAPIE

STRAHLENTHERAPIE

Strahlentherapie

Die Strahlentherapie ist eine wichtige Behandlungsmethode bei Krebs, sie nutzt hochenergetische Strahlen, um Krebszellen zu zerstören oder ihr Wachstum zu stoppen.

1. **Ziel** der Therapie: Die Strahlentherapie zielt darauf ab, Tumore zu verkleinern oder zu beseitigen. Sie wird oft in Kombination mit anderen Behandlungen wie Chemotherapie oder Operation eingesetzt.

2. **Wie es funktioniert:** Die Strahlen, die bei der Therapie verwendet werden, können die DNA der Krebszellen schädigen. Wenn die DNA beschädigt ist, können sich die Zellen nicht mehr richtig teilen und wachsen, was dazu führt, dass sie absterben.

3. **Anwendung:** Bei Kindern wird die Strahlentherapie sehr sorgfältig geplant. Ärzte verwenden bildgebende Verfahren, um genau zu bestimmen, wo die Strahlen hin gerichtet werden müssen, um den Tumor zu treffen und gleichzeitig gesunde Gewebe zu schonen.

4. **Behandlungsablauf:** Die Behandlung erfolgt in mehreren Sitzungen über einen bestimmten Zeitraum. Jede Sitzung ist meist kurz, dauert jedoch einige Minuten, und die Kinder müssen ruhig liegen, während die Strahlen abgegeben werden.

5. **Nebenwirkungen:** Wie bei vielen Behandlungen kann es auch Nebenwirkungen geben, zum Beispiel Müdigkeit, Hautreaktionen oder Übelkeit. Die Ärzte arbeiten jedoch eng mit den Kindern und ihren Familien zusammen, um diese Nebenwirkungen zu managen und zu lindern.

6. **Zielgerichtete Therapie:** In den letzten Jahren hat sich auch die Technik der Strahlentherapie weiterentwickelt, sodass gezieltere Methoden verfügbar sind, die weniger gesunde Zellen schädigen und somit weniger Nebenwirkungen verursachen.

KURZINFO ZUR STRAHLENTHERAPIE

Strahlentherapie

DATUM NICHT
VERGESSEN

FRAGEN NICHT
VERGESSEN!

PLATZ FÜR DEINE
GEDANKEN UND FRAGEN ZUR
STRAHLENTHERAPIE

Strahlentherapie

ATUM NICHT
VERGESSEN

RAGEN NICHT
VERGESSEN!

PLATZ FÜR DEINE
GEDANKEN UND FRAGEN ZUR
STRAHLENTHERAPIE

Strahlentherapie

DATUM NICHT
VERGESSEN

FRAGEN NICHT
VERGESSEN!

PLATZ FÜR DEINE
GEDANKEN UND FRAGEN ZUR
STRAHLENTHERAPIE

Strahlentherapie

ATUM NICHT
VERGESSEN

RAGEN NICHT
VERGESSEN!

PLATZ FÜR DEINE
GEDANKEN UND FRAGEN ZUR
STRAHLENTHERAPIE

Strahlentherapie

DATUM NICHT VERGESSEN

FRAGEN NICHT VERGESSEN!

PLATZ FÜR DEINE GEDANKEN UND FRAGEN ZUR STRAHLENTHERAPIE

Strahlentherapie

ATUM NICHT VERGESSEN

RAGEN NICHT VERGESSEN!

PLATZ FÜR DEINE GEDANKEN UND FRAGEN ZUR STRAHLENTHERAPIE

Strahlentherapie

DATUM NICHT
VERGESSEN

FRAGEN NICHT
VERGESSEN!

PLATZ FÜR DEINE
GEDANKEN UND FRAGEN ZUR
STRAHLENTHERAPIE

Strahlentherapie

DATUM NICHT VERGESSEN

FRAGEN NICHT VERGESSEN!

PLATZ FÜR DEINE GEDANKEN UND FRAGEN ZUR STRAHLENTHERAPIE

Strahlentherapie

DATUM NICHT
VERGESSEN

FRAGEN NICHT
VERGESSEN!

PLATZ FÜR DEINE
GEDANKEN UND FRAGEN ZUR
STRAHLENTHERAPIE

DATUM NICHT
VERGESSEN

FRAGEN NICHT
VERGESSEN!

PLATZ FÜR DEINE
GEDANKEN UND FRAGEN ZUR
STRAHLENTHERAPIE

IMUNTHERAPIE

Immuntherapie

Die Immuntherapie ist eine Behandlungsmethode, die das Immunsystem des Körpers dazu anregt, Krebszellen gezielt zu bekämpfen. Bei Kindern mit Krebs kann diese Therapie eine wichtige Rolle spielen, insbesondere wenn herkömmliche Methoden wie Chemotherapie und Bestrahlung nicht ausreichen. 1. Das Immunsystem verstehen: Unser Körper hat ein natürliches Abwehrsystem, das uns vor Krankheiten schützt. Es kann auch Krebszellen erkennen und angreifen, aber manchmal sind diese Zellen sehr geschickt darin, sich zu verstecken. 2. Ziel der Immuntherapie: Bei der Immuntherapie wird das Immunsystem „trainiert" oder unterstützt, um die Krebszellen besser zu erkennen und zu bekämpfen. Das kann durch spezielle Medikamente geschehen, die die Immunreaktion verstärken oder die Krebszellen sichtbar machen.

Arten der Immuntherapie

Monoklonale Antikörper: Diese sind wie „Zielscheiben", die an Krebszellen binden und das Immunsystem anregen, diese anzugreifen. Immun-Checkpoint-Inhibitoren: Diese Medikamente helfen, „Bremsen" im Immunsystem zu lösen, damit es aktiver gegen den Krebs vorgehen kann.

CAR-T-Zelltherapie: Hierbei werden die Immunzellen des Kindes entnommen, im Labor verändert, um besser gegen Krebszellen zu kämpfen, und dann wieder ins Blut des Kindes zurückgegeben.

Vorteile: Immuntherapie kann oft gezielter wirken als andere Behandlungen und hat in manchen Fällen weniger Nebenwirkungen. Sie kann auch bei Rückfällen oder besonders aggressiven Krebsarten helfen.

Herausforderunge: Nicht jeder Patient spricht gleich gut auf die Immuntherapie an, und es können auch Nebenwirkungen auftreten. Deshalb ist es wichtig, dass die Behandlung gut überwacht wird.

Imuntherapie

ATUM NICHT
VERGESSEN

RAGEN NICHT
VERGESSEN!

PLATZ FÜR DEINE
GEDANKEN UND FRAGEN ZUR
IMUNTHERAPIE

Imuntherapie

DATUM NICHT
VERGESSEN

FRAGEN NICHT
VERGESSEN!

PLATZ FÜR DEINE
GEDANKEN UND FRAGEN ZUR
IMUNTHERAPIE

Imuntherapie

ATUM NICHT
VERGESSEN

RAGEN NICHT
VERGESSEN!

PLATZ FÜR DEINE
GEDANKEN UND FRAGEN ZUR
IMUNTHERAPIE

Imuntherapie

DATUM NICHT
VERGESSEN

FRAGEN NICHT
VERGESSEN!

PLATZ FÜR DEINE
GEDANKEN UND FRAGEN ZUR
IMUNTHERAPIE

Imuntherapie

ATUM NICHT
VERGESSEN

RAGEN NICHT
VERGESSEN!

PLATZ FÜR DEINE
GEDANKEN UND FRAGEN ZUR
IMUNTHERAPIE

Imuntherapie

DATUM NICHT VERGESSEN

FRAGEN NICHT VERGESSEN!

PLATZ FÜR DEINE GEDANKEN UND FRAGEN ZUR IMUNTHERAPIE

Imuntherapie

ATUM NICHT
VERGESSEN

RAGEN NICHT
VERGESSEN!

PLATZ FÜR DEINE
GEDANKEN UND FRAGEN ZUR
IMUNTHERAPIE

Imuntherapie

DATUM NICHT VERGESSEN

FRAGEN NICHT VERGESSEN!

PLATZ FÜR DEINE GEDANKEN UND FRAGEN ZUR IMUNTHERAPIE

Imuntherapie

ATUM NICHT
VERGESSEN

RAGEN NICHT
VERGESSEN!

PLATZ FÜR DEINE
GEDANKEN UND FRAGEN ZUR
IMUNTHERAPIE

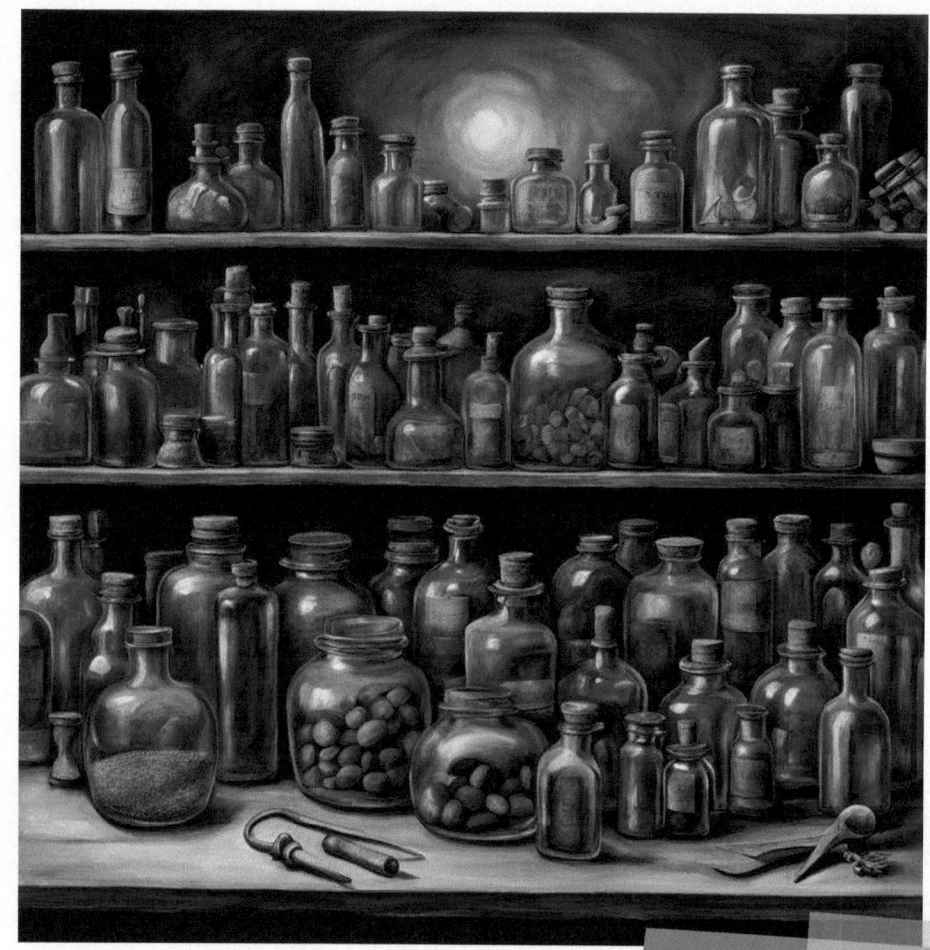

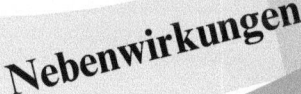

ÜBERBLICK

Müdigkeit

Viele Kinder fühlen sich während der Behandlung müde und schwach. Das liegt daran, dass die Therapien, wie Chemotherapie oder Strahlentherapie, auch gesunde Zellen beeinträchtigen können. Ruhe und Schlaf sind wichtig, um neue Energie zu tanken. Übelkeit und Erbrechen Einige Behandlungen können den Magen reizen, was zu Übelkeit führen kann. Es gibt jedoch Medikamente, die helfen können, dieses Gefühl zu lindern. Die meisten Kinder bekommen diese Medikamente, um sich wohler zu fühlen.

Übelkeit und Erbrechen

Einige Behandlungen können den Magen reizen, was zu Übelkeit führen kann. Es gibt jedoch Medikamente, die helfen können, dieses Gefühl zu lindern. Die meisten Kinder bekommen diese Medikamente, um sich wohler zu fühlen.

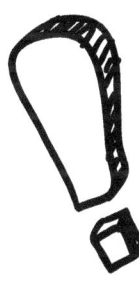

**Bei Übelkeit und Erbrechen gibt es
gutwirkende Medikamente die standardmäßig
gegeben werden.
Frag nach falls Du den Eindruck hast das sie
nicht helfen!**

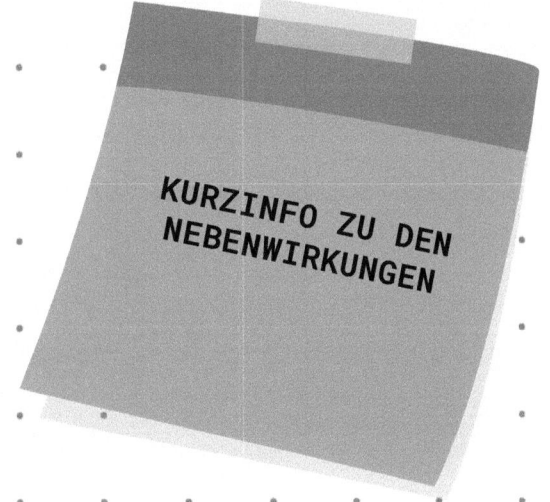

KURZINFO ZU DEN NEBENWIRKUNGEN

Nebenwirkungen

ÜBERBLICK

Appetitveränderungen

Einige Kinder haben vielleicht weniger oder viel Hunger oder möchten bestimmte Nahrungsmittel nicht essen. Das kann durch die Therapie oder die Übelkeit verursacht werden. Es ist wichtig, gesunde Snacks anzubieten und auf die Wünsche des Kindes einzugehen, um sicherzustellen, dass es genug Nährstoffe bekommt.

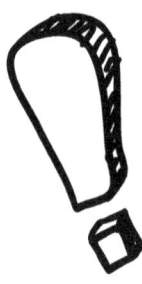

Das Thema Essen wird Dich ständig begleiten. Sprich mit den Pflegekräften und der Ernährungsberatung darüber! Versteife Dich nicht auf alte Gewohnheiten oder Deine Ansicht über gesundes Essen. Gib Deinem Kind das was es will, soweit es die Therapie zulässt!

SPRICH MIT DEN PFLEGEKRÄFTEN UNBEDINGT ÜBER DIE REGELN DIE IHR BEIM ESSEN BEACHTEN MÜSST!!

ÜBERBLICK

Hautveränderungen

Manche Kinder haben während der Therapie trockene oder empfindliche Haut. Es können Rötungen oder Ausschläge auftreten. Sanfte Pflegeprodukte und Feuchtigkeitscremes können hier helfen.

Infektionsanfälligkeit

Die Behandlung kann das Immunsystem schwächen, wodurch Kinder anfälliger für Infektionen sind. Es ist wichtig, auf Hygiene zu achten und bei Anzeichen einer Infektion sofort den Arzt zu informieren.

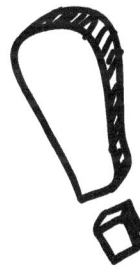

Bitte gib keine Pflegeprodukte auf die Haut ohne vorher mit der Pflegekraft oder den Ärzten gesprochen zu haben!

SPRICH MIT DEN PFLEGEKRÄFTEN ÜBER HYGIENE

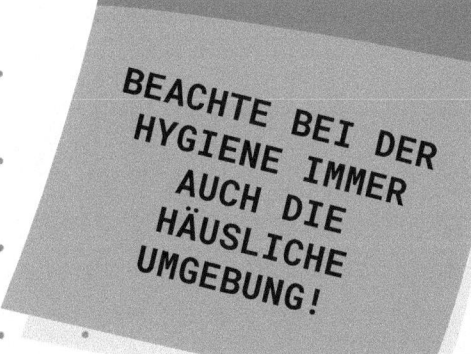

BEACHTE BEI DER HYGIENE IMMER AUCH DIE HÄUSLICHE UMGEBUNG!

NUTZE DIE
ERGOTHERAPIE VOR

ÜBERBLICK

Emotionale Veränderungen

Die Diagnose und Behandlung sind emotional belastend. Kinder können traurig, ängstlich oder reizbar sein. Offene Gespräche und Unterstützung von Familie und Freunden sind hier wichtig.

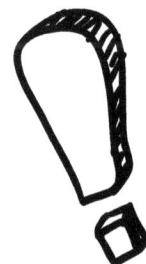

Nutze das therapeutische Angebot der Station: Psychologie, Beschäftigungstherapie und andere Angeote!

NUTZE DIE
PSYCHOLOGEN VOR OR

NUTZE DAS
GESPRÄCH MIT
ANDEREN ELTERN
AUF STATION

EMOTIONALER
STRESS BETRIFFT
DIE GANZE
FAMILIE!
REDET
MITEINANDER!

Nebenwirkungen

ATUM NICHT
VERGESSEN

RAGEN NICHT
VERGESSEN!

PLATZ FÜR DEINE
GEDANKEN UND FRAGEN ZU
DEN NEBENWIRKUNGEN

Nebenwirkungen

DATUM NICHT VERGESSEN

FRAGEN NICHT VERGESSEN!

PLATZ FÜR DEINE GEDANKEN UND FRAGEN ZU DEN NEBENWIRKUNGEN

Nebenwirkungen

ATUM NICHT
VERGESSEN

RAGEN NICHT
VERGESSEN!

PLATZ FÜR DEINE
GEDANKEN UND FRAGEN ZU
DEN NEBENWIRKUNGEN

Nebenwirkungen

DATUM NICHT
VERGESSEN

FRAGEN NICHT
VERGESSEN!

PLATZ FÜR DEINE
GEDANKEN UND FRAGEN ZU
DEN NEBENWIRKUNGEN

Nebenwirkungen

ATUM NICHT VERGESSEN

RAGEN NICHT VERGESSEN!

PLATZ FÜR DEINE GEDANKEN UND FRAGEN ZU DEN NEBENWIRKUNGEN

Nebenwirkungen

DATUM NICHT VERGESSEN

FRAGEN NICHT VERGESSEN!

PLATZ FÜR DEINE GEDANKEN UND FRAGEN ZU DEN NEBENWIRKUNGEN

Nebenwirkungen

ATUM NICHT
VERGESSEN

RAGEN NICHT
VERGESSEN!

PLATZ FÜR DEINE
GEDANKEN UND FRAGEN ZU
DEN NEBENWIRKUNGEN

Nebenwirkungen

DATUM NICHT
VERGESSEN

FRAGEN NICHT
VERGESSEN!

PLATZ FÜR DEINE
GEDANKEN UND FRAGEN ZU
DEN NEBENWIRKUNGEN

Nebenwirkungen

ATUM NICHT
VERGESSEN

RAGEN NICHT
VERGESSEN!

PLATZ FÜR DEINE
GEDANKEN UND FRAGEN ZU
DEN NEBENWIRKUNGEN

Nebenwirkungen

DATUM NICHT VERGESSEN

FRAGEN NICHT VERGESSEN!

PLATZ FÜR DEINE GEDANKEN UND FRAGEN ZU DEN NEBENWIRKUNGEN

Achtsamkeit

BLEIB GESUND

OHNE SCHLECHTES GEWISSEN

LASS DICH
DARAUF EIN

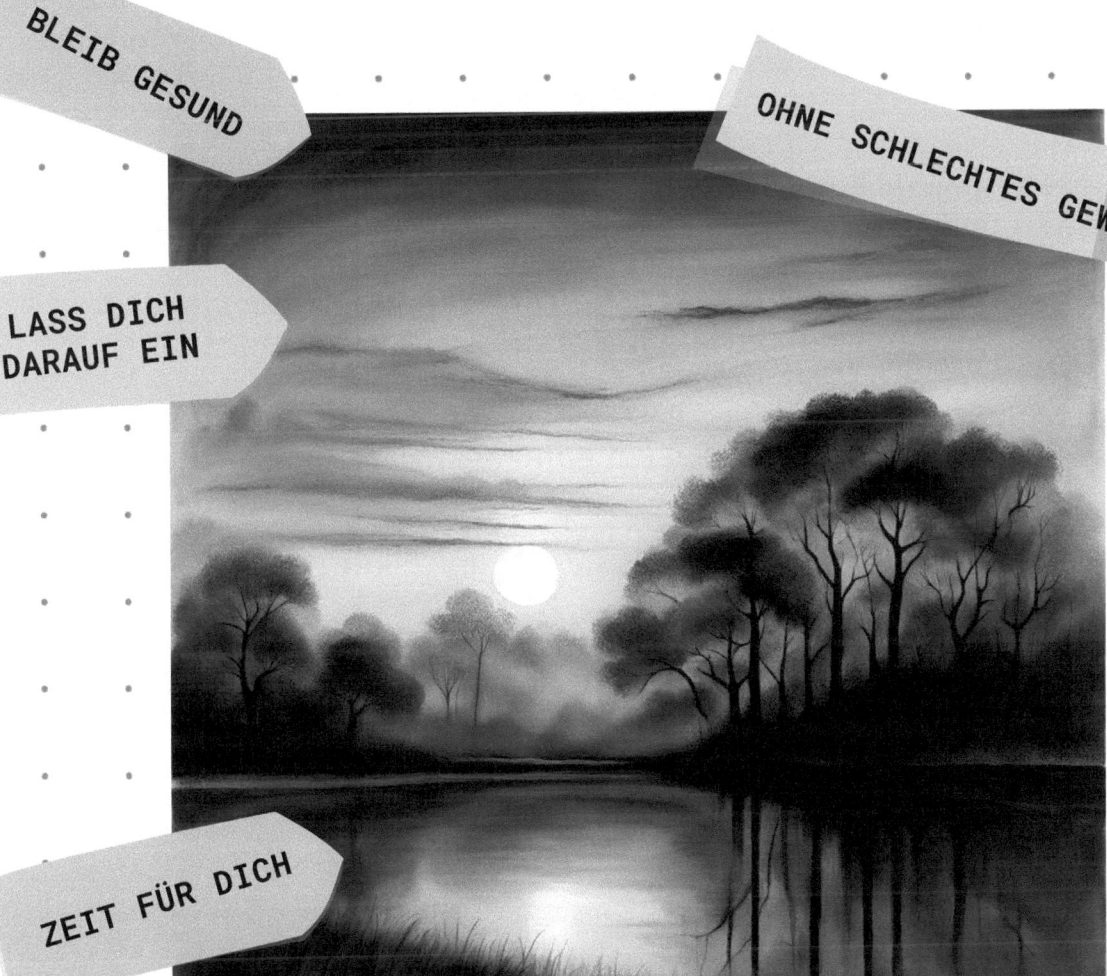

ZEIT FÜR DICH

NIMM DIR ZEIT FÜR
DICH! DU KANNST
NICHT 24/7 ALLES
LEISTEN OHNE
SELBST KRANK ZU
WERDEN!

Achtsamkeit ist für Eltern von krebskranken Kindern wichtig, weil sie hilft, mit Stress und starken Emotionen umzugehen. Hier sind die Hauptgründe:

1. **Emotionale Entlastung**: Achtsamkeit ermöglicht es, Gefühle wie Angst und Traurigkeit zu akzeptieren, ohne überwältigt zu werden.

2. **Klarheit und Fokus**: Sie fördert besseres Denken und Entscheidungsfindung in stressigen Situationen.

3. **Stärkung der Verbindung**: Achtsam präsent zu sein, hilft, die kostbare Zeit mit deinem Kind intensiver zu genießen.

4. **Stressabbau**: Entspannungstechniken fördern einen ruhigeren Geist und eine positive Atmosphäre.

5. **Selbstfürsorge**: Achtsamkeit erinnert dich, auch auf dich selbst zu achten, damit du besser für dein Kind da sein kannst.

Kleine Achtsamkeitsübungen können dir helfen, diese schwere Zeit gelassener zu meistern!

NIMM DIR ZEIT FÜR DICH! DU KANNST NICHT 24/7 ALLES LEISTEN OHNE SELBST KRANK ZU WERDEN!

Atempausen:

Nehme dir jeden Tag ein paar Minuten Zeit, um einfach nur zu atmen. Setze dich bequem hin, schließe die Augen und atme tief ein und aus. Zähle bis vier beim Einatmen und zähle bis vier beim Ausatmen. Dies hilft, den Geist zu beruhigen und stressige Gedanken loszulassen.

Achtsames Essen:

Mach deine Mahlzeiten zu einem bewussten Erlebnis. Statt nebenbei zu essen, setze dich an einen Tisch und genieße jeden Bissen. Achte auf die Aromen, die Textur und die Farben deines Essens. So schärfst du deine Sinne und schätzt, was du hast.

Natur erleben:

Gehe nach draußen, auch wenn es nur für ein paar Minuten ist. Achte auf die Geräusche der Natur, spüre den Wind auf deiner Haut und beobachte die Umgebung. Lass die Schönheit der Natur deine Stimmung heben und deinen Geist klären.

NIMM DIR 1X AM TAG ZEIT FÜR DICH!

Achtsamkeit

ZEIT FÜR DICH

KLEINE ÜBUNGEN

Dankbarkeit:
Schreibe jeden Abend drei Dinge auf, für die du dankbar bist. Das kann etwas Kleines wie ein gutes Essen oder etwas Größeres, wie die Gesundheit deines Kindes sein. Indem du dich auf die positiven Aspekte konzentrierst, versetzt du dich in eine bessere Stimmung.

NIMM DIR 1X AM TAG ZEIT FÜR DICH!

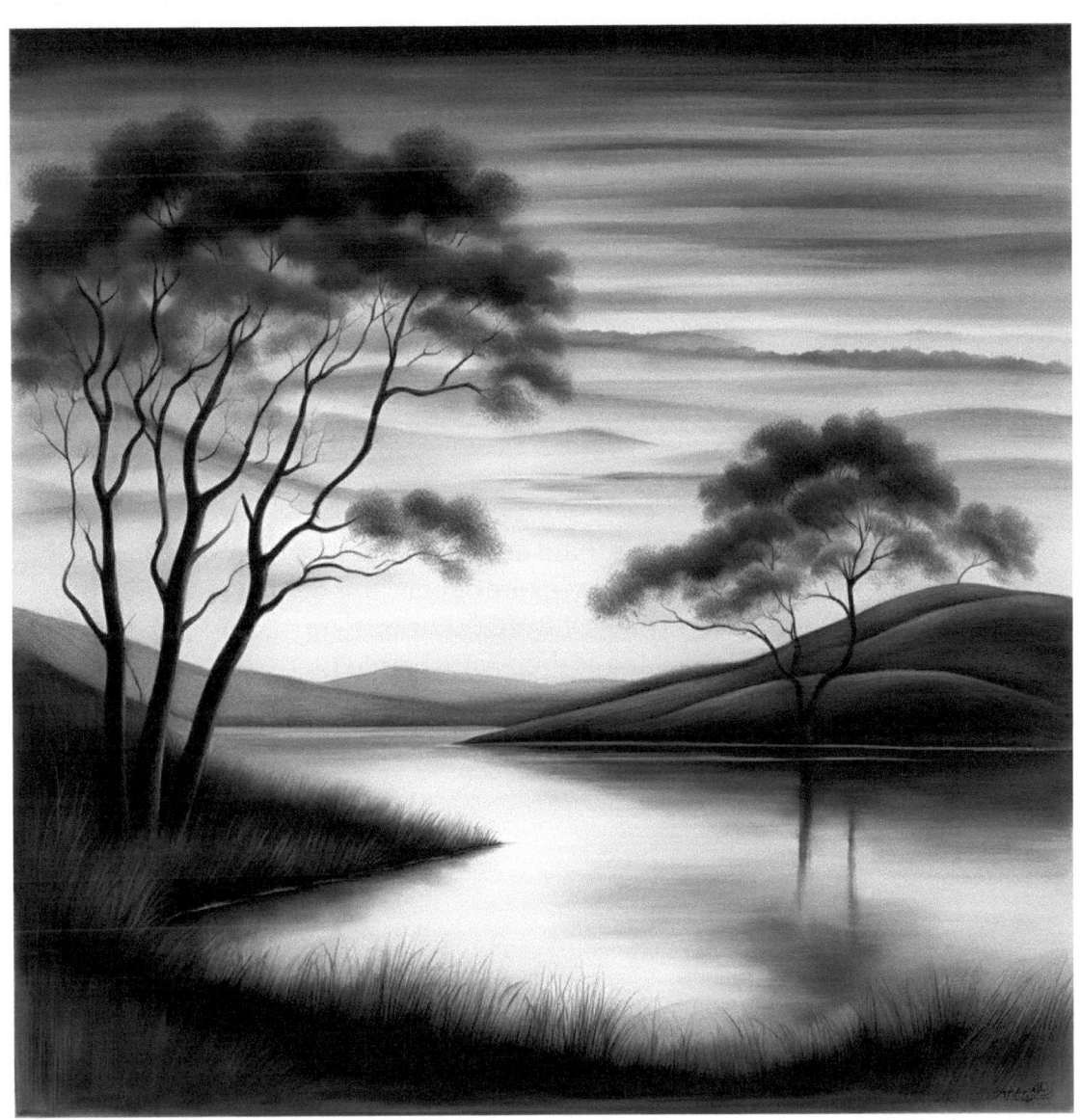

NIMM DIR 1X
AM TAG ZEIT
FÜR DICH!

Traumreise

ZEIT FÜR DICH

KLEINE ÜBUNGEN

Diese Traumreise kann dir helfen, einen Moment der Entspannung und Achtsamkeit zu erleben, um deine Gedanken zu sammeln und Kraft zu schöpfen. Du bist stark, und es ist wichtig, auch auf dich selbst zu achten.

AUCH WENN ES DIR ZUNÄCHST KOMISCH ERSCHEINT, LASS DICH EINMAL AUF DIE REISE EIN

Setze dich an einen ruhigen Ort oder lege dich bequem hin. Schließe sanft die Augen und atme tief ein und aus. Spüre, wie sich dein Körper mit jedem Atemzug mehr entspannt.

Schritt 1: Ankommen
Stell dir vor, du stehst an einem wunderschönen, friedlichen Ort. Vielleicht ist es ein Strand mit sanften Wellen, ein ruhiger Wald oder eine blühende Wiese. Welcher Ort beruhigt dich am meisten? Nimm diesen Ort in dir auf.

Schritt 2: Die Umgebung erkunden
Schau dich um und beschreibe, was du siehst. Achte auf die Farben, die Geräusche und die Gerüche. Vielleicht hörst du das Rauschen des Wassers oder das Zwitschern der Vögel. Lass diese Details tief in dir wirken.

Schritt 3: Die Farben der Ruhe
Stell dir vor, dass du in diesem perfekten Ort deinen Atem mit ruhigen, sanften Farben füllst. Bei jedem Einatmen nimmst du ein tiefes, beruhigendes Licht auf – es kann ein warmes Gelb, ein sanftes Blau oder ein entspannendes Grün sein. Bei jedem Ausatmen lass alle Spannungen und Sorgen los.

Schritt 4: Dein Schutzengel
Stell dir vor, ein Schutzengel oder ein liebevoller Begleiter kommt zu dir. Sie sind da, um dich zu unterstützen und dir Frieden zu bringen. Fühle ihre Präsenz und spüre die Wärme und Ruhe, die sie dir schenken. Du bist nicht allein – sie sind hier für dich.

Schritt 5: Dankbarkeit
Denke an all die kleinen Momente der Freude, die es trotz der Herausforderungen gibt. Vielleicht sind es liebevolle Lächeln deines Kindes, gemeinsame Spiele oder kleine Erfolge. Lass diese Dankbarkeitsgefühle in dir wachsen und umarme sie.

Schritt 6: Rückkehr
Wenn du bereit bist, nimm noch einmal einen tiefen Atemzug und ziehe das Licht und die Ruhe in dich auf. Beginne langsam, deine Finger und Zehen zu bewegen. Fühle, wie du dich wieder in deinem Raum befindest und die Umgebung um dich herum spürst. Wenn du bereit bist, öffne sanft die Augen.

Schritt 7: Verarbeiten
Nimm dir einen Moment, um zu reflektieren, wie du dich fühlst. Du kannst diese Ruhe und Dankbarkeit in deinen Alltag mitnehmen.

ÄNGSTE

Achtsamkeit

WAS KANN ICH
FÜR MICH TUN

GEDANKEN

GEFÜHLE

PLATZ FÜR DEINE
GEDANKEN

ÄNGSTE

Achtsamkeit

WAS KANN ICH
FÜR MICH TUN

GEDANKEN

GEFÜHLE

PLATZ FÜR DEINE
GEDANKEN

ÄNGSTE

Achtsamkeit

WAS KANN ICH
FÜR MICH TUN

GEDANKEN

GEFÜHLE

ÄNGSTE

PLATZ FÜR DEINE
GEDANKEN